家庭防疫实用手册

浙江省疾病预防控制中心
浙江省健康促进与教育协会 组织编写

浙江科学技术出版社

版权所有　侵权必究

图书在版编目（CIP）数据

家庭防疫实用手册 / 浙江省疾病预防控制中心，浙江省健康促进与教育协会组织编写 . —杭州：浙江科学技术出版社，2023.1

ISBN 978-7-5739-0496-6

Ⅰ.①家… Ⅱ.①浙… ②浙… Ⅲ.①新型冠状病毒—病毒病—预防（卫生）—手册 Ⅳ.① R512.93-62

中国版本图书馆 CIP 数据核字（2023）第 001557 号

书　　名	家庭防疫实用手册
组织编写	浙江省疾病预防控制中心　浙江省健康促进与教育协会

出版发行	浙江科学技术出版社 地址：杭州市体育场路 347 号　邮政编码：310006 办公室电话：0571-85176593 销售部电话：0571-85176040 网址：zjkj.zjcbcm.com E-mail：zkpress@zkpress.com
排　　版	杭州兴邦电子印务有限公司
印　　刷	浙江新华印刷技术有限公司

开　　本	889×1194　1/32	印　张	1.25	
字　　数	25 000			
版　　次	2023 年 1 月第 1 版	印　次	2023 年 1 月第 1 次印刷	
书　　号	ISBN 978-7-5739-0496-6	定　价	10.00 元	

责任编辑　梁　峥　李骁睿　唐　玲　　文字编辑　朱晓妍
责任美编　金　晖　　责任校对　张　宁　赵　艳　　责任印务　田　文

《家庭防疫实用手册》编委会

主　编　俞　敏

副主编　林君芬　陆　烨　徐锦杭

编　委　张雪海　林天祥　任少凡

　　　　　王慎玉　赖瑞丹　丁林玲

　　　　　闫晓彤　谢　军　陈曦凡

插　图　吴　超

前 言

新型冠状病毒（以下简称"新冠病毒"）感染疫情发生以来，以习近平同志为核心的党中央高度重视疫情防控，全面加强对防控工作的集中统一领导，坚持人民至上、生命至上，因时因势动态优化调整防控措施，不断提高科学精准防控水平，经受住了全球疫情的多轮冲击，成功避免了致病力相对较强的原始株、德尔塔变异株等在我国的广泛流行。当前，国内外专家普遍认为新冠病毒变异的大方向是更低致病性、更趋向于上呼吸道感染和更短潜伏期。奥密克戎变异株已成为全球流行优势毒株，虽然感染人数多，但其致病力较早期明显下降，所致疾病将逐步演化为一种常见的呼吸道传染病。

随着国家"新二十条""新十条"优化措施等政策文件的陆续出台，疫情防控进入新阶段，引导公众客观理性看待新冠病毒感染所致疾病，同时提升公众科学应对意识和能力成为首要任务。为此，在浙江省卫生健康委员会、浙江省科学技术协会、浙

前言

……江省社会科学界联合会等部门的大力支持和指导下，浙江省疾病预防控制中心和浙江省健康促进与教育协会组织专家编写了《家庭防疫实用手册》，第一时间为广大居民普及新形势下科学防疫权威知识。

本书设"了解新冠病毒""居家治疗""疫苗接种""抗原检测""日常防护"等五个部分，采用一问一答并辅以图片说明的方式，着眼于公众关心的热点问题和需要掌握的技能，提供针对性指导，强化"每个人都是自己健康的第一责任人"理念，引导科学应对，避免恐慌和医疗挤兑。

万物复苏必有时，"疫"去安来春可期。希望这本手册能为您和家人带去一份安全和安心。由于编者水平有限，疏漏在所难免，敬请广大读者批评指正。

编　者

2022年12月

目 录

1 了解新冠病毒 …… 1

2 居家治疗 …… 4

3 疫苗接种 …… 12

4 抗原检测 …… 18

5 日常防护 …… 21

附录：省内部分互联网医院清单 …… 29

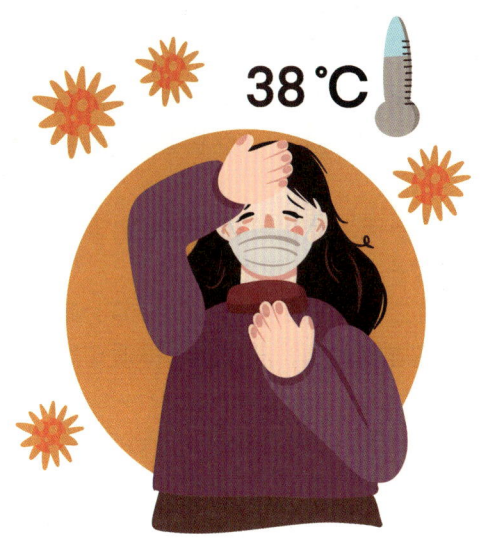

 了解新冠病毒

1. 感染新冠病毒后有哪些症状

感染新冠病毒奥密克戎变异株后，主要表现为咳嗽、咽痛、肌痛、发热、乏力、鼻塞、流涕等感冒样症状，部分患者会出现恶心、呕吐、腹泻等消化道症状以及嗅觉减退、结膜炎，一些患者无明显临床症状。

重症与危重症比例较低，主要发生于老年人、患有基础疾病者等脆弱人群。重症患者的临床表现包括持续高热、呼吸频率加快、胸闷气短、氧合指数下降等。

2. 感染新冠病毒后，可能会经历怎样的病程

一般普通中青年感染新冠病毒后的病程为7天左右，有症状者病程大致如下：

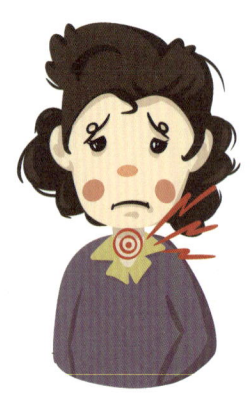

第一天，症状较轻，可能出现轻微的咽干、咽痛、乏力等症状。

第二天，出现发热症状，同时咽部不适症状加重，部分患者体温可能达到39℃。

第三天，症状最重的一天，患者体温可达39℃以上，浑身酸痛乏力，咽痛加剧。

第四天，体温开始下降，多数患者这一天体温降至正常，不再发热，但咽部症状持续；部分患者开始流涕、咳嗽。

第五天，体温基本降至正常，鼻塞、流涕、咽痛、咳嗽、乏力等症状仍存在。

第六天，不再发热，咳嗽、流涕等症状加重，可能出现核酸转阴。

第七天，所有症状开始明显好转，核酸转阴的可能性很大。

接种过新冠病毒疫苗并完成加强免疫者病程更短、症状更轻。部分老年人，尤其是70岁以上有基础疾病者，病情会复杂些。

3. 新冠病毒的主要传播途径有哪些

新冠病毒的主要传播途径包括呼吸道飞沫传播、接触传播以及气溶胶传播。

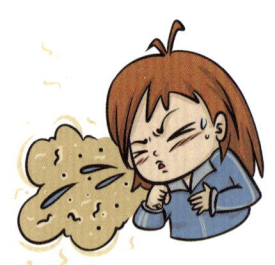

4. 怎么判断自己是否感染了新冠病毒

如出现咳嗽、咽痛、肌痛、发热、乏力、鼻塞、流涕、恶心、呕吐、腹泻等症状，怀疑可能感染新冠病毒的，可先自我进行抗原检测，也可通过互联网医院、电话等方式咨询临床医生。即使抗原检测为阳性，也无须冲动就医，建议先居家观察，密切监测健康状况。

5. 新冠病毒的毒力正在发生怎样的变化

随着新冠病毒的持续变异，从原始毒株到德尔塔变异株，再到奥密克戎变异株，其传播性仍然较强，但致病力和毒力不断减弱，住院和死亡病例明显减少。根据新加坡公布的数据显示，奥密克戎变异株在新加坡2022年1—11月流行期间的病死率为0.045%，远低于2021年6月—2022年1月期间德尔塔变异株0.36%的病死率。

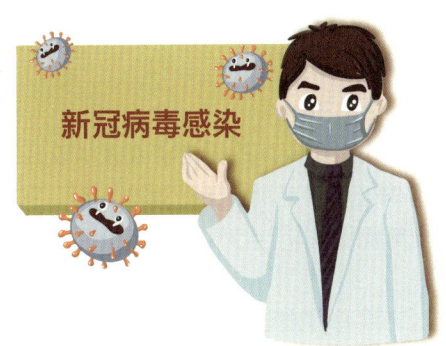

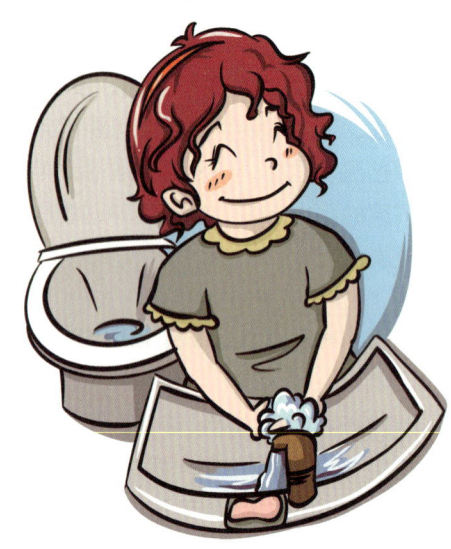

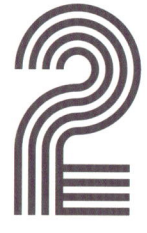 居家治疗

1. 哪些人可以居家治疗

一是未合并严重基础疾病的无症状或症状较轻的感染者。

二是基础疾病处于稳定期,无严重心、肝、肺、肾、脑等重要器官功能不全等需要住院治疗情况的感染者。

2. 居家治疗对环境有哪些要求

在条件允许的情况下,居家治疗人员尽可能在相对独立的房间居住,使用单独的卫生间,配备单独的生活用品,隔离区与其他生活区域应减少空气相互流通,并保证各自区域通风换气。若无法分割生活区域,需注意对居家治疗人员使用过的公共生活设施进行清洁和消毒。

家庭需配备体温计、口罩、纸巾、消毒剂等个人防护用品及带盖垃圾桶。

3. 居家治疗人员如何做好健康监测和对症治疗

居家治疗人员应当每天早、晚各测量一次体温。实时关注自己的健康状况,如出现发热、咳嗽等症状,可进行对症处理(如休息、饮水)或者服用对症药物。服用药物时,需按照药品说明书服用或遵医嘱,避免盲目使用抗生素。如患有基础疾病,在病情稳定时,无须改变正在使用的基础疾病治疗药物的剂量。必要时也可通过电话、网络咨询相关医疗机构医护人员。无症状者不需要药物治疗,注意休息与饮食,适量运动,每天按时监测自身健康状况即可。常用对症药物参考见表1。

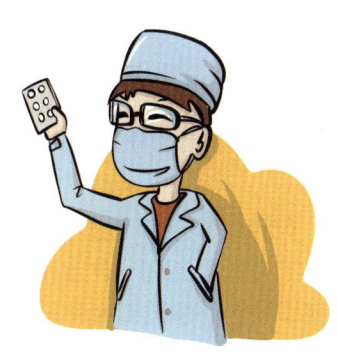

表1 常用对症药物参考

症状	药物
发热	对乙酰氨基酚、布洛芬、阿司匹林、金花清感颗粒、连花清瘟胶囊(颗粒)、宣肺败毒颗粒、清肺排毒颗粒、疏风解毒胶囊等
咽干咽痛	地喹氯铵、六神丸、清咽滴丸、疏风解毒胶囊等
咳嗽咳痰	溴己新、氨溴索、愈创甘油醚、乙酰半胱氨酸等
干咳无痰	福尔可定、右美沙芬等

续表

症状	药物
流涕	氯苯那敏、氯雷他定、西替利嗪等
鼻塞	赛洛唑啉滴鼻剂等
恶心呕吐	桂利嗪、藿香正气水（胶囊）等

注：用药时关注药物用法用量、禁忌证，禁止盲目叠加用药，必要时咨询临床医生。

4. 居家时，如何根据病情变化用药

对轻型感染者而言，在不影响正常工作、生活、睡眠的情况下，往往无须用药；体温在38.5 ℃以下的中低热感染者也不需要吃退烧药（解热镇痛药）；若发热体温超过38.5 ℃以上，可以服用退烧药或清热解毒的中成药等。

居家隔离观察时，有基础疾病的感染者应该维持基础疾病的用药。

对于年龄在65岁以上，合并有肿瘤、慢性呼吸道疾病、心脑血管疾病、慢性肾脏疾病、自身免疫性疾病等严重基础疾病的感染者，并且没有完成全程新冠病毒疫苗接种的，应该加强健康监测，密切关注自身健康状况。

5. 什么情况下需要转诊

出现如下情况，可通过自驾、叫救护车等方式将患者转至相关医疗机构进行治疗。

（1）呼吸困难或气短。

（2）经药物治疗后体温仍持续高于38.5 ℃，超过3天。

（3）原有基础疾病明显加重且不能控制。

（4）儿童出现嗜睡、持续拒食、喂养困难、持续腹泻或呕吐等情况。

（5）孕妇出现头痛、头晕、心慌、憋气等症状，或出现腹痛、阴道出血或流液、胎动异常等情况。

（6）其他由于自身健康状况必须就医的情形。

6.居家治疗人员有哪些注意事项

（1）控制外出。居家治疗人员非必要不外出、不接受探访。因就医等确需外出人员，要全程做好个人防护，点对点到达医疗机构，就医后再点对点返回家中，尽可能不乘坐公共交通工具。

（2）个人防护。居家治疗人员尽量不与其他家庭成员接触。如确需接触，请规范佩戴口罩并保持1m以上距离，每次接触前后应做好手部卫生。如居家治疗人员为哺乳期母亲，在做好个人防护的基础上可继续母乳喂养婴儿。

（3）抗原自测。居家治疗人员隔天进行一次抗原检测，并根据当地的防疫要求将结果报告给基层医疗机构或其他有关部门。

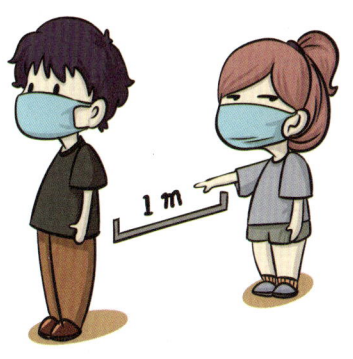

7. 什么情况下可结束居家治疗

一般情况下,居家治疗人员同时满足以下三个条件,可恢复正常生活和外出:①居家治疗满7天(自出现症状或核酸、抗原检测结果阳性之日起计);②未使用退烧药的情况下,发热症状消退超过24小时;③症状明显好转或无明显症状。

结束居家治疗后应当继续加强个人健康防护,及时完成疫苗接种,戴口罩,勤洗手,常通风,保持社交距离。

8. 家庭中其他同住人员要注意什么

家庭中其他同住人员应当尽量避免与阳性人员接触,禁止共用生活用品,及时对阳性人员使用或者接触过的物品进行消毒。确需接触或者处理阳性人员的污染物时,应当做好自我防护,佩戴N95口罩、一次性手套,交流时保持1 m以上距离,及时进行手部清洁消毒。减少不必要的外出与探访,每天监测自身健康状况,可每天进行一次抗原检测。请勿过度在意自身身体状况,避免产生过大的心理压力,根据自身健康情况开展日常生活工作或进行居家观察即可。

9. 家庭如何进行消毒?原则是什么

针对可能被污染的物品进行消毒,选择经正规渠道购买的卫生消毒产品,按照说明书正确使用。清洁消毒工具需要单独使用。

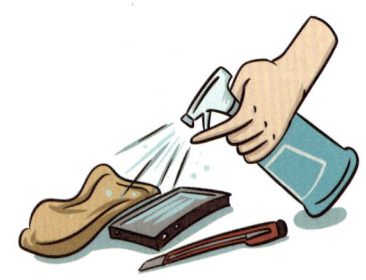

10. 家庭中有隔离者或者患者怎么消毒

如有家庭成员居家隔离,则要在做好室内日常清洁、开窗通风的同时,进行消毒。空气消毒首选自然通风,尽可能打开门窗通风换气,建议每天至少通风2～3次,每次不少于半小时。有条件的家庭可以使用经卫生安全性评价的空气净化器或空气消毒机。

(1)地面消毒。首先做好清洁工作,用含有效氯500 mg/L的含氯消毒液(如84消毒液,含次氯酸钠)进行喷洒或拖拭消毒,30～60分钟后再用清水拖地1～2遍。

(2)下水道消毒。一周1次,把一杯清水(大约100 ml)倒入每个地漏,形成水封。

(3)物体表面消毒。家中台面、门把手、开关、水龙头等日常可能频繁接触的物品表面,每天可用消毒湿巾或者蘸有消毒液的抹布进行至少1次的擦拭消毒。

(4)收取快递、外卖时,用消毒液擦拭或喷洒外包装,作用一定时间后,拆除外包装并及时丢弃,同时应做好手部卫生。

(5)餐具消毒。餐具完全浸泡在水中,水沸腾后开始计时,持续煮沸30分钟。也可以将餐具放入符合国家标准要求的餐具消毒柜中,依据产品说明书进行消毒操作。

(6)小件用品消毒。电子产品、个人小件用品等可以使用消毒湿巾擦拭消毒。

(7)衣物消毒。衣服、被褥需经常清洗、晾晒。如确需预防性消毒时,毛巾、衣物等纺织品可煮沸消毒30分钟。有消毒功能的洗衣机,按照使用要求选择使用。注意:含氯消毒剂对有色织物有漂白作用,消毒衣物时请慎用。

配制和使用化学消毒剂时需做好个人防护(如戴口罩、戴手套等),防止消毒液对人体造成刺激和损伤。

11. 消毒剂浓度越高越好吗

这种说法是错误的。消毒剂浓度过高或过低都无法达到消毒效果。如果消毒剂的浓度过高，会具有强烈的刺激性，对人体造成损伤，也会腐蚀家居用品。比如84消毒液，一般原液有效氯浓度为5%，使用时只需要1份原液加99份水搅匀，配出的消毒剂浓度即可满足预防性消毒需要；如果是消毒片（每片的有效氯含量为500 mg），只需要将1片溶解于1 L水中即可。含氯消毒剂有腐蚀性，使用后还需用清水擦拭，以去除残留的消毒剂。含醇和季铵盐类消毒剂一般使用原液。使用75%酒精时需注意火灾和爆炸风险，不建议大面积使用。因此，任何一种卫生消毒剂上市前，卫生行政部门都会要求提供检测报告，并在"使用说明"上标注使用方法及浓度。

12. 不同类型的消毒剂可以混合使用吗

不可以混合使用。两种及以上消毒剂混合使用，易产生化学反应。如84消毒液与洁厕灵（含盐酸）混合，会产生有毒气体，刺激人体咽喉、呼吸道和肺部而引发中毒。洗衣液同样不可与消毒剂混合使用。

13. 消毒剂要如何存放

化学消毒剂多属易燃、易爆、有腐蚀性物品，存放和使用过程中应注意安全。应放置于阴凉处，避光，避热，确保儿童无法触及。用于消毒的抹布或其他物品，在使用后应先用大量清水清洗，再放于通风处晾干。日常情况下，家庭无须存放过多消毒剂，存放消毒剂的容器必须有盖子，单瓶包装不宜超过500 ml。

14. 居家隔离者的生活垃圾如何处理

居家隔离者的生活垃圾包括隔离期间吃剩的饭菜，以及抗原检测后的废弃物，这些都应严格用塑料袋扎紧密封，外部喷洒消毒液后，按照当地社区要求到指定地点投放，做好手部卫生并规范佩戴口罩。

15. 如何使用空调或取暖设备

异常的室内温度、湿度都会加速呼吸道疾病的传播，空调或者取暖设备可正常按需使用。通常家用空调多为分体机或者像宾馆房间的末端机，只要相邻两个房间没有空气流的互串，是可以开启使用的。居家隔离结束后应拆下空调滤网，用消毒液浸泡消毒。空调管道内和室内机外部可以选择季铵盐类消毒剂喷洒消毒。

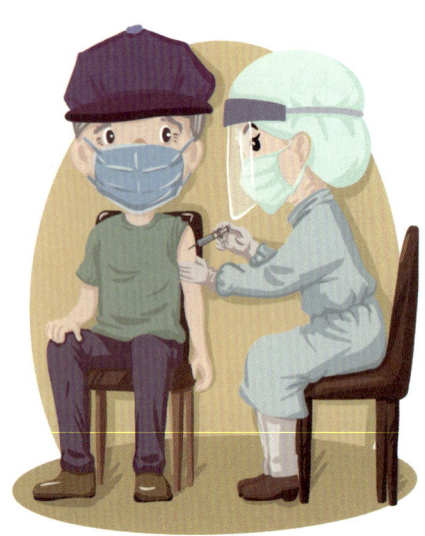

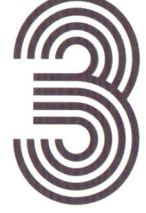

疫苗接种

1. 哪些人要接种新冠病毒疫苗

接种新冠病毒疫苗始终是最有效的预防措施之一,建议无接种禁忌、符合接种条件的人群尽快完成接种,特别是患有基础疾病人员以及老年人群。已完成全程接种的要尽快完成加强免疫。

2. 如何选择新冠病毒疫苗？接种的时间间隔要多久

（1）目前我国上市的新冠病毒疫苗和接种剂次见表2。

表2　目前我国上市的新冠病毒疫苗和接种剂次

全程接种基础剂次		第一剂次加强免疫	
可选疫苗	接种剂次	可选疫苗	接种剂次
灭活疫苗	2剂	灭活疫苗	1剂
		腺病毒载体疫苗（注射）	1剂
		腺病毒载体疫苗（吸入）	1剂
		重组蛋白疫苗	1剂
腺病毒载体疫苗（注射）	1剂	腺病毒载体疫苗（注射）	1剂
		腺病毒载体疫苗（吸入）	1剂
重组蛋白疫苗	3剂	暂未启动加强剂次接种	

（2）时间间隔。根据国内外真实世界研究和临床试验数据，结合我国老年人群疫苗接种实际，第一剂次加强免疫与全程接种基础剂次末次接种时间间隔调整为3个月以上。

3. 我外出活动很少，平时都在家里，有必要接种新冠病毒疫苗吗

非常需要。每个人都是自己健康的第一责任人。即使不常出门，家中的其他人员也可能将新冠病毒带回家，从而导致续发感

染或发病。因此，本着对自己、对家人、对社会高度负责的态度，每个人，尤其是患有慢性基础疾病的老年人，都应该积极主动接种新冠病毒疫苗，不做旁观者，不当局外人。

4. 为什么强烈建议老年人接种疫苗

当前大数据显示，具有慢性基础疾病的人群感染了新冠病毒之后，重症和死亡的发生比例显著高于无慢性基础疾病人群，因此世界范围内均将具有慢性基础疾病人群作为新冠病毒疫苗接种的优先人群。根据我国专家临床经验，一般普通中青年患者感染新冠病毒后病程为7天左右，接种过新冠病毒疫苗并完成加强免疫的人群病程更短、病情更轻，但是部分老年人，尤其是70岁以上有基础疾病的老年人，易致病程延长、症状加重或病情更为复杂。因此，对于有慢性基础疾病人群，及时接种新冠病毒疫苗非常关键。

5. 慢性基础疾病患者可以接种新冠病毒疫苗吗

可以。世界卫生组织（WHO）提出，健康状况稳定、药物控制良好的慢性基础疾病患者（包括高血压、糖尿病、哮喘，以及处于稳定控制期的肺部、肝部及肾部疾病的患者或其他慢性传染病患者）是新冠病毒疫苗接种的重点人群。国务院联防联控机制新闻发布会上也强调，慢性基础疾病不是接种新冠病毒疫苗的绝对禁忌，只要慢性基础疾病控制得好或处于稳定期，多数人都可以接种新冠病毒疫苗。

6. 接种新冠病毒疫苗有哪些注意事项

（1）提前预约接种，减少因在现场等待过久而引起的疲劳、紧张等情况。接种时，须携带身份证等相关证件，做好个人防护，配合现场预防接种工作人员询问。建议老年人由家属陪伴，防止出现意外摔倒等情况。

（2）接种后，在接种现场留观30分钟。如果出现接种部位疼痛、低热等情况，一般对症处理即可；若出现严重不适，须尽快就医。

7. 接种新冠病毒疫苗有哪些禁忌证

既往接种疫苗时发生过严重过敏反应，如过敏性休克、喉头水肿；急性感染性疾病处于发热阶段；严重的慢性疾病处于急性发作期，如正在进行化疗的肿瘤患者、出现高血压危象的患者、冠心病患者心肌梗死发作、自身免疫性神经系统疾病处于进展期、癫痫患者处于发作期；因严重慢性疾病，生命已进入终末阶段。

8. 去哪里接种新冠病毒疫苗

（1）登录"浙里办"，搜索"预防接种"，点击省卫生健康委的"预防接种"服务平台，点击"新冠疫苗"进行预约。

（2）拨打属地社区卫生服务中心的电话进行预约。

（3）通过当地卫健部门、疾控部门或社区卫生服务中心（或乡镇卫生院）等官方微信公众平台进行预约。

9. 接种过其他疫苗，能否接种新冠病毒疫苗

根据《新冠病毒疫苗接种技术指南》，新冠病毒疫苗与其他疫苗应间隔至少14天接种。建议接种新冠病毒疫苗后，隔14天再接种其他疫苗。如果刚接种过狂犬病疫苗、带状疱疹疫苗、肺炎疫苗、流感疫苗等其他疫苗，建议间隔14天再接种新冠病毒疫苗。

10. 如果有接种禁忌不能接种新冠病毒疫苗，该如何预防新冠病毒感染

需要加强关注健康状况和基础疾病的控制情况。加强对基础疾病的管理，如保证科学合理的慢性病用药、保持健康的饮食习惯、适当加强运动锻炼等；前往公共场所、乘坐公共交通工具时，规范佩戴口罩；注意手部卫生，接触快递或者电梯按钮、门把手等公共设施后，应及时洗手或对手部进行消毒；居家注意开窗通风，保持环境卫生；做好健康监测，保持心理健康。

11. 新冠病毒疫苗第二剂次加强针怎么接种

现阶段，可在第一剂次加强免疫接种的基础上，在感染高风险人群、60岁以上老年人群、具有较严重基础疾病人群和免疫力低下人群中开展第二剂次加强免疫接种。

优先考虑序贯加强免疫接种，或采用含奥密克戎毒株或对奥密克戎毒株具有良好交叉免疫保护效果的疫苗进行第二剂次加强免疫接种，有关组合见表3。

表3 现阶段我国新冠病毒疫苗第二剂次加强针可选组合

组别	疫苗
组合一	3剂灭活疫苗＋1剂康希诺肌注式重组新冠病毒疫苗（5型腺病毒载体）
组合二	3剂灭活疫苗＋1剂智飞龙科马重组新冠病毒疫苗（CHO细胞）
组合三	3剂灭活疫苗＋1剂康希诺吸入用重组新冠病毒疫苗（5型腺病毒载体）

续表

组别	疫苗
组合四	3剂灭活疫苗＋1剂珠海丽珠重组新冠病毒融合蛋白疫苗（CHO细胞）
组合五	2剂康希诺肌注式腺病毒载体疫苗＋1剂康希诺吸入用重组新冠病毒疫苗（5型腺病毒载体）
组合六	3剂灭活疫苗＋1剂成都威斯克重组新冠病毒疫苗（Sf9细胞）
组合七	3剂灭活疫苗＋1剂北京万泰鼻喷流感病毒载体新冠病毒疫苗
组合八	3剂灭活疫苗＋1剂浙江三叶草重组新冠病毒蛋白亚单位疫苗（CHO细胞）
组合九	3剂灭活疫苗＋1剂神州细胞重组新冠病毒2价S三聚体蛋白疫苗

时间间隔：根据国内外真实世界研究和临床试验数据，结合我国疫苗接种实际，第二剂次加强免疫与第一剂次加强免疫时间应间隔6个月以上。

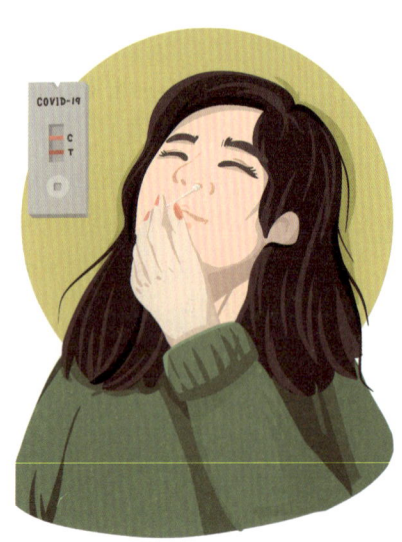

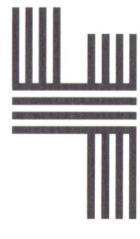

抗原检测

1. 哪些人需要做抗原检测

（1）有自主抗原检测需求的人员。
（2）人员密集场所（大型企业、工地、大学等）的人员。
（3）居家老年人和养老机构中的老年人。

2. 如何获取抗原检测试剂

可通过零售药店、网络销售平台等渠道自行购买；或向所在地社区申请获取。

3. 抗原检测阳性怎么办

应向所在地基层医疗卫生机构报告抗原检测阳性结果。无症状或症状轻微时，居家隔离治疗，按照居家隔离治疗人员用药指引，选择适宜的药物进行治疗。症状加重时，由辖区基层医疗卫生机构及时协助前往医疗卫生机构发热门诊（诊室）就诊。

老年人可由其家人向所在地基层医疗卫生机构报告抗原检测阳性结果。无症状或症状轻微时，居家老年人按照居家隔离治疗人员用药指引，在辖区基层医疗卫生机构签约服务医务人员指导下，选择适宜的药物进行居家治疗。症状加重时，及时前往医院就诊。

4. 抗原检测怎么做

（1）先清理鼻腔，并清洁双手。
（2）参照试剂盒说明书，进行鼻拭子采样。
（3）小心地将拭子头上的样本通过挤压的方式释放到缓冲液里。
（4）滴2~3滴缓冲液到检测卡的取样孔中，不要加太少，也不要加太多。
（5）等待15分钟读取结果，不要超时读结果。"T"是检测线，"C"是质控线。
（6）妥善清理废弃物并清洗双手。

（一）抗原自测前准备

1. 洗手　　2. 阅读说明书　　3. 检查试剂情况　　4. 确认检测环境
　　　　　　　　　　　　　　（检测卡、拭子、采样管）　（检测卡平放于清洁处）

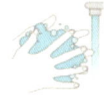 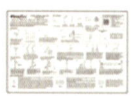 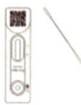 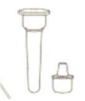 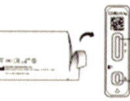

（二）样本采集

1. 取出鼻拭子　　2. 样本采集
　　　　　　　　（拭子深入鼻腔内1～1.5 cm，每侧旋转4～5圈，过程至少15秒；成人可自采，儿童由成人采样）

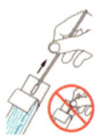 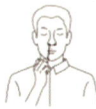 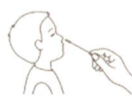 ×5

（三）抗原检测

根据相应试剂说明书完成样本检测，等待一定时间后进行结果判读

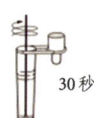 30秒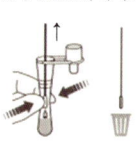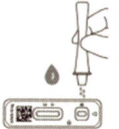

（四）结果判读

根据相应试剂说明书进行判读

1. **阳性结果**
（"C""T"处均显示红色或紫色条带，条带颜色可深可浅）

2. **阴性结果**
（"C"处显示红色或紫色条带，"T"处未显示条带）

3. **无效结果**
（"C"处未显示红色或紫色条带，无论"T"处是否显示条带）

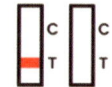

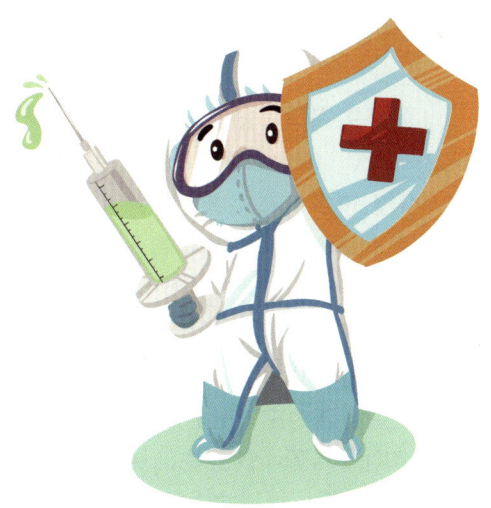

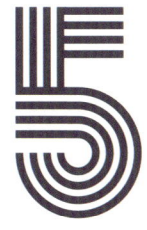 日常防护

1. 出门前需要做哪些准备

评估自己的身体状况,如有发热、咳嗽等不适可暂缓上学上班。出门前备好一天要用的口罩、消毒湿巾等。

2. 回家后应该怎么做

摘掉口罩,不要触碰口罩外侧,使用洗手液和流动的水洗手,开窗通风30分钟。将带回家的物品消毒或清洗,外套、鞋子、包等放置在固定的角落。可对门把手表面、电灯开关、手机、钥匙、购物袋表面等进行消毒。

3. 居家生活有哪些注意事项

（1）经常通风。每天开窗通风2～3次，每次20～30分钟；家中人较多、有患者或访客时，建议开窗通风；家中有居家隔离人员时，其所在房间应关闭房门，单独开窗通风。

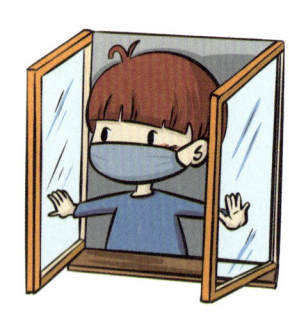

（2）保持环境卫生。日常居家以卫生清洁为主；厨房炊具、台面、餐饮用具等要及时做好清洁；定期清洁厕所内卫生洁具和地面，表面有脏污或霉点时，要及时清洁消毒；马桶冲水前要盖马桶盖。

（3）养成健康的生活方式。加强身体锻炼和户外运动，坚持作息规律，保证睡眠充足，增强自身免疫力。

4. 是否需要对外卖、快递等进行消毒

一般不需要消毒。如果实在担心外卖和快递带来的间接接触，可以将其放在户外指定位置，等外卖、快递相关人员离开后再取回。外包装可以使用消毒湿巾擦拭，用剪刀等工具拆开，工具使用完毕后也应进行消毒，最后清洗并消毒双手。

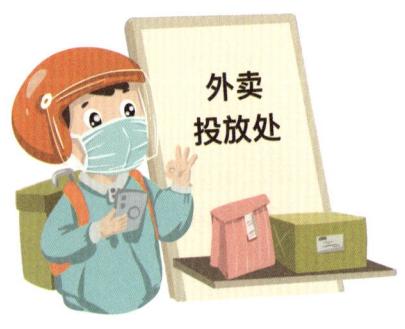

5. 乘坐电梯有哪些注意事项

全程规范佩戴口罩。按电梯按钮可用纸巾隔开，按完丢弃纸巾。尽量不扎堆乘坐电梯，保持距离并避免交谈，不在电梯内进食。离开电梯后要做好手部清洁，可选用洗手液或肥皂加流动水洗手，或用免洗手消毒液保持手部卫生。低楼层的人建议走楼梯，并尽量不触摸扶手。

6. 乘坐公共交通工具时要注意什么

全程规范佩戴口罩。尽量少接触座位、扶手、车门、栏杆等公共设施。乘坐出租车或网约车时尽量开窗通风。使用共享单车前，可先消毒把手、座椅等。到达目的地后，及时洗手或进行手部消毒。

7. 如何正确佩戴口罩

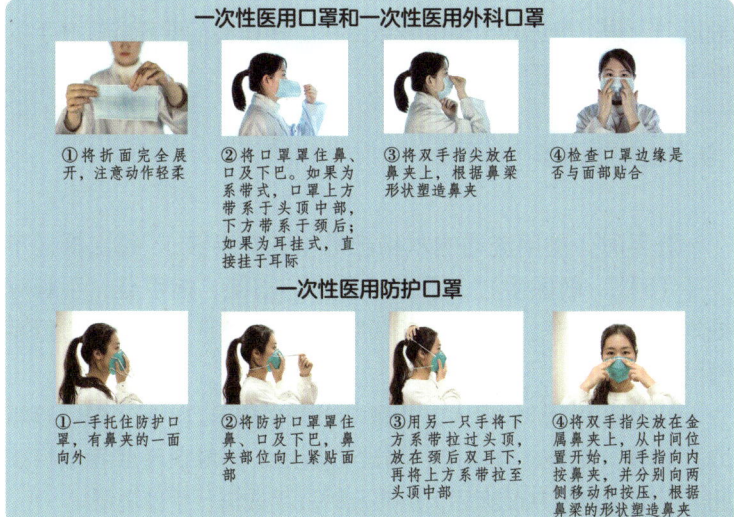

（1）正确佩戴口罩，确保口罩盖住口、鼻和下巴，鼻夹要压实。

（2）前往公共场所、乘坐公共交通工具时，进入人员密集的公共场所时，均应规范佩戴口罩。出现发热、干咳、乏力等症状时，建议佩戴医用外科口罩或以上级别的口罩。

（3）口罩出现脏污、潮湿、损坏，须及时更换，每个口罩累计佩戴时间不超过4小时，摘脱时注意手部卫生。

（4）在跨地区公共交通工具上或医院等环境中使用过的口罩不建议重复使用。

（5）戴口罩期间如出现憋闷、气短等不适，应立即前往空旷通风处摘除口罩。

（6）外出要携带备用口罩，废弃口罩归为"其他垃圾"处理。

8. 为什么要坚持勤洗手

日常生活、工作、学习中，我们的手会接触被病毒、细菌污染过的物品，如果不能及时正确洗手，病毒、细菌可能会通过手触摸口、眼、鼻进入人体，导致生病。所以我们要养成勤洗手的好习惯，并掌握正确的洗手方法。

9. 如何正确洗手

洗手时，使用流动的水和肥皂（或洗手液），每次揉搓不少于15秒，确保手心、手指、手背、指缝、指甲缝、手腕等处均被清洗干净。不方便洗手时，可使用免洗手消毒液进行手部清洁。

外出返家，护理老人、儿童和患者，触摸口、眼、鼻，咳嗽或打喷嚏，做饭、就餐前，清理垃圾后，接触快递或者电梯按钮、门把手等公共设施后，均应及时洗手或进行手部消毒。

餐前便后、外出回家、接触垃圾、抚摸动物后，要记得洗手。洗手时，要注意使用流动的水和肥皂（或洗手液），揉搓的时间不少于15秒。

第一步：搓掌心。掌心相对，手指并拢，相互揉搓。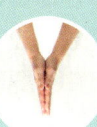

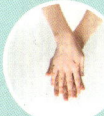第二步：搓手背。手心对手背沿指缝相互揉搓，双手交换进行。

第三步：清指缝。掌心相对，双手交叉指缝相互揉搓。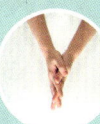

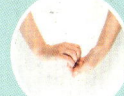第四步：洗指腹。双手手指弯成弓形，彻底清洗指腹。

第五步：洗拇指。一只手握住另一只手的拇指搓洗。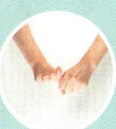

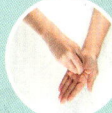第六步：洗指尖。一只手指尖摩擦另一只手的掌心。

第七步：洗手腕。一只手握住另一只手的手腕转动搓洗。

10. 咳嗽礼仪有哪些

咳嗽或打喷嚏时，避免用双手遮掩口鼻，因为这会污染双手，应尽量避开人群，用纸巾捂住口鼻，防止唾沫飞溅。如果一时情急，没有纸巾，可用手肘遮掩口鼻。咳嗽或打喷嚏时使用过的纸巾，要及时丢到垃圾桶里，并清洗双手。

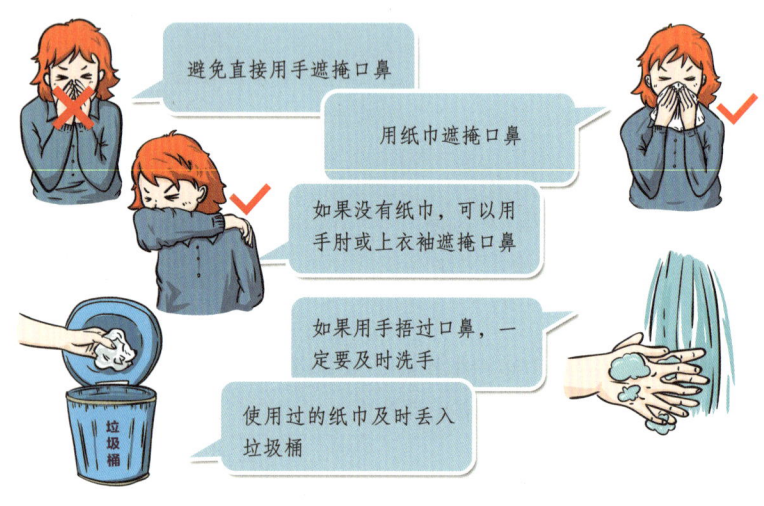

- 避免直接用手遮掩口鼻
- 用纸巾遮掩口鼻
- 如果没有纸巾，可以用手肘或上衣袖遮掩口鼻
- 如果用手捂过口鼻，一定要及时洗手
- 使用过的纸巾及时丢入垃圾桶

11. 家中是否需要储备药品

新冠病毒奥密克戎变异株致病力减弱，无明显临床症状或症状轻微的，一般可不用药，注意多喝水、多休息即可。家中可适当储备一些解热镇痛等感冒常用药以及体温计等常用物品，但没有必要抢购、囤积。有孩子的家庭可备一些适合儿童服用的解热镇痛药等。

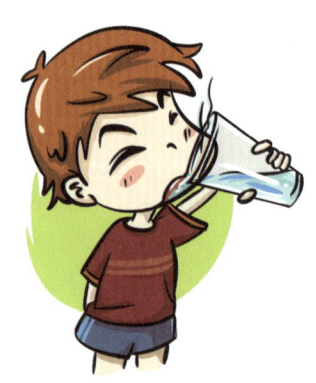

12. 日常生活是否需要进行预防性消毒

日常情况下，家庭应以清洁为主，消毒为辅。如果家中没有外人到访，也没有家庭成员居家隔离，就做好日常室内清洁，经常清洗、晾晒衣服和被褥，开窗通风即可，无须每天进行消毒。

13. 就医有哪些注意事项

全程佩戴医用级或以上防护等级的口罩，口罩弄湿或弄脏后要及时更换。保持社交距离，注意咳嗽礼仪。尽量避免乘坐公共交通工具，主动向医生告知旅居史，配合开展相关流行病学调查。就医过程中尽量避免接触门把手、挂号机、取款机等物体表面。如果触摸后，要及时洗手或用免洗手消毒液揉搓双手，避免用未清洁的手触摸口、眼、鼻。回家后也要及时洗手，并更换、清洗衣物。

14. 如何保持健康的心理状态

（1）为减少焦虑、恐惧、紧张、烦躁的情绪，可用兴趣爱好充实自己的生活。

（2）保持规律的日常作息及娱乐，良好的心情能帮助提高机体免疫力。

（3）定期与家人、亲戚、朋友通过电话、QQ、微信等方式沟通交流，相互支持。

（4）如果出现情绪低落或受某些不良情绪影响，可主动向信任的人倾诉，以获得心理支持，消除负面情绪。

（5）必要时可寻求专业人员支持，拨打心理援助热线。

15. 接种完新冠病毒疫苗就不用注意个人防护了吗

在任何情况下,个人防护都不能放松,每个人都应养成科学佩戴口罩、保持社交距离、勤洗手、常通风等良好的生活习惯。同时要合理营养,适量运动,规律生活,放松心情,增强自身免疫力。

16. 老年人如何加强个人防护

疫情期间,老年人要做好外出佩戴口罩、尽量少去人员密集场所、保持安全社交距离、注意手部卫生等一般防护。此外,还要特别注意以下事项:

(1)患有基础疾病而需长期服药的老年人,不可擅自停药,可经医生评估后开长期处方,以减少就诊次数,或由家属代取药物。

(2)呼吸道疾病流行期间,应尽量减少外出。

(3)如老年人有陪护人员,陪护人员应做好自身健康监测,尽量减少外出。

(4)老年人及周围亲属需及时接种新冠病毒疫苗。

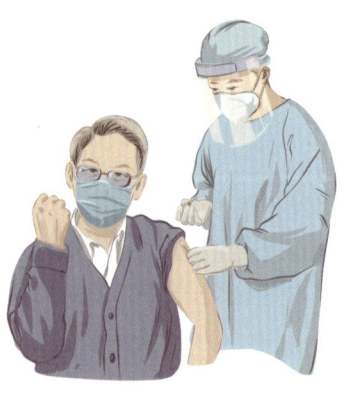

附录：省内部分互联网医院清单

目前省内不少医院已开通互联网医院，并上线"新冠咨询"板块，可提供在线咨询、药品配送到家等服务，避免不必要的交叉感染。

另外，互联网医院还有预约挂号、报告查询、专科护理、用药咨询、线上缴费、检查开单等服务。去医院就诊前，也可充分利用互联网医院服务，减少在院内等待的时间。

1. 浙江大学医学院附属第一医院互联网医院

上线"发热咨询通道""阳性专科疾病咨询"等服务。

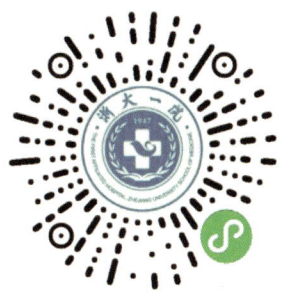

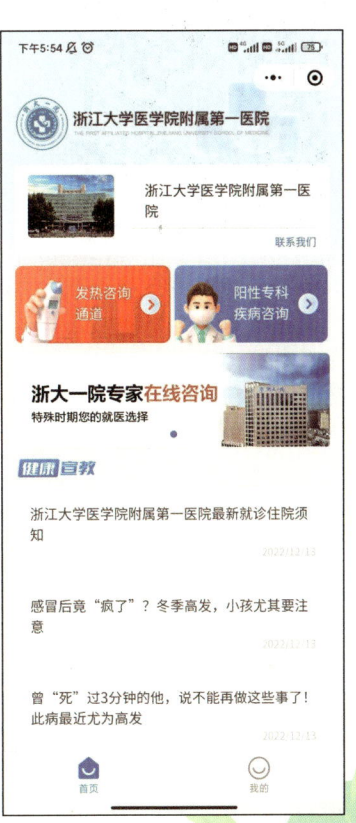

2. 浙江大学医学院附属第二医院互联网医院

上线"冬春季传染病咨询绿色通道"服务。

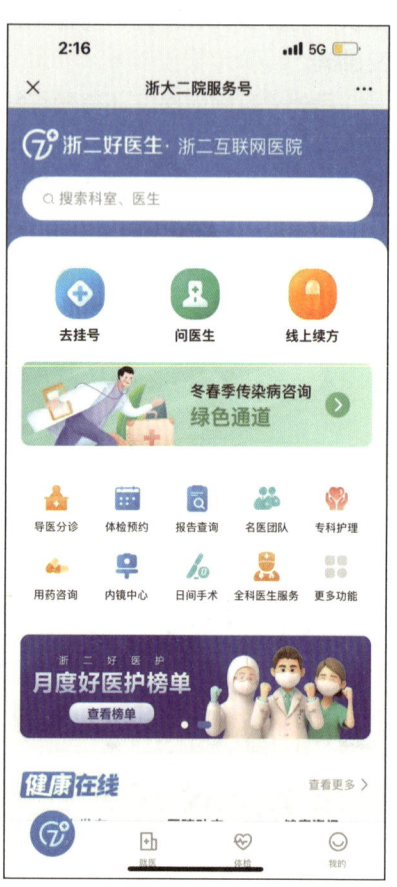

① 微信扫码关注公众号；
② 点击菜单栏"网络医院"中的"互联网医院"。

3. 浙江大学医学院附属第四医院互联网医院
上线"发热服务专区"。

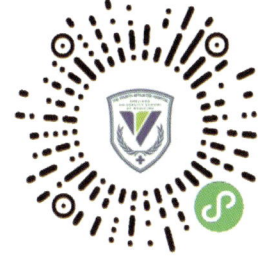

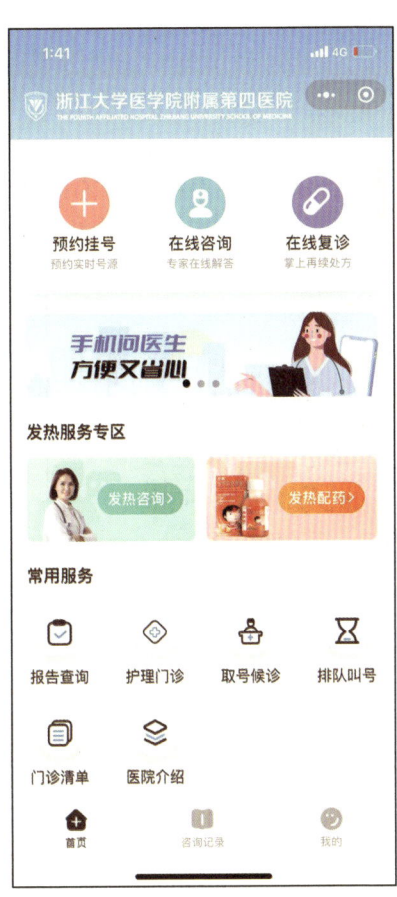

4. 浙江大学医学院附属妇产科医院互联网医院

孕产妇不来医院，即可享受线上咨询医生、线上开单、药品配送到家、健康科普等服务。

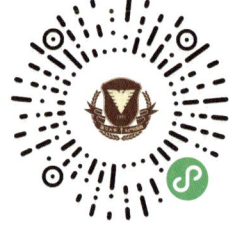

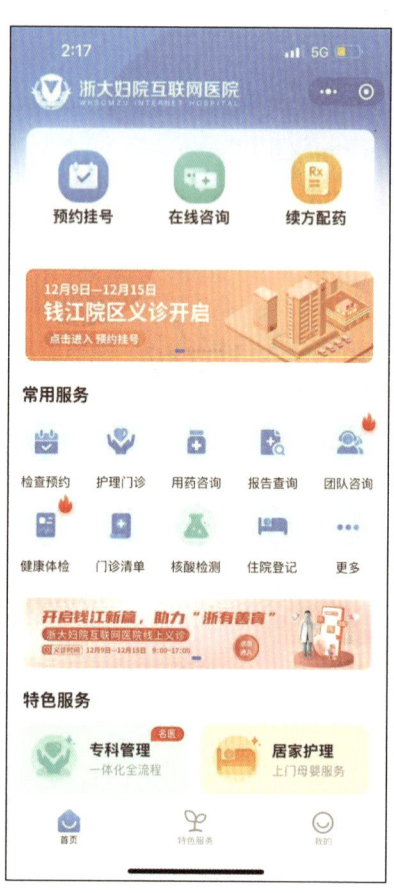

附录：省内部分互联网医院清单

5. 浙江大学医学院附属儿童医院互联网医院

上线"新冠咨询"服务。

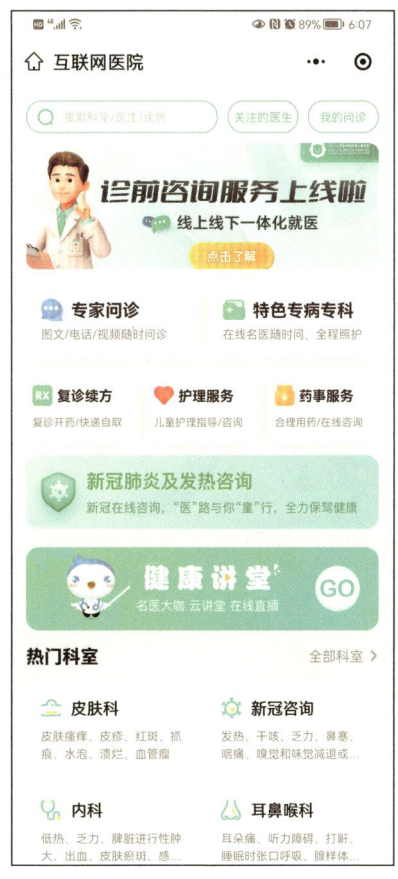

注：以上为部分省级医院开通的互联网医院信息，其他请及时关注各大医院官网或微信公众号。